81
.e/10

ÉLECTRICITÉ MÉDICALE,

SES EFFETS SALUTAIRES

DANS LES MALADIES DU SANG ET DES NERFS,

REBELLES A LA MÉDECINE,

PAR M. CASTEX A. V.

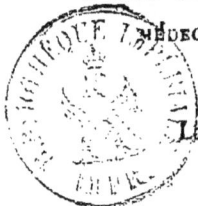

MÉDECIN ÉLECTRO-PATHE.

La Pile de Volta transformera le monde.

NAPOLÉON Ier

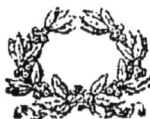

PRIX : 1 fr. 25 c.

BÉZIERS,

TYPOGRAPHIE D'ERNEST FUZIER.

1862.

AVANT-PROPOS.

———◦◦◦◦◦———

Le but de cet Opuscule est de montrer au public, par des faits nombreux et authentiques, ce qu'il est permis d'obtenir de l'emploi de l'Électricité pour soulager, faire disparaître et même prévenir une foule de maladies qui désolent l'espèce humaine.

Le cercle que nous nous sommes tracé étant très-restreint, nous ne pourrons pas nous étendre sur la matière, comme nous l'aurions désiré ; mais le titre seul de notre brochure indique assez son grand intérêt pour nous dispenser d'entrer dans de longues explications.

Au surplus, les notions sur l'électricité médicale commencent déjà à se bien répandre dans le public. Les hommes éminents des Facultés en ont senti tellement l'importance, qu'ils cherchent à établir sur une base scientifique l'application de l'électricité à courant continu. Leurs efforts qui seront couronnés par un grand succès, nous osons le prédire, nous dispensent, à nous, de tout détail, de toute démonstration technique. Les ouvrages, publiés par ces grands hommes, en disent assez pour faire comprendre l'utilité de l'électricité appliquée à la médecine.

Néanmoins nous dirons quelques mots sur les vertus thérapeutiques des Bains électriques et des Plaques galvaniques, à cause de leur grande importance dans le traitement des paralysies et des névralgies.

CASTEX A. V.,
Médecin Électro-Pathe.

APERÇU GÉNÉRAL

SUR

L'ÉLECTRICITÉ MÉDICALE.

S'il est un progrès utile à la société, c'est celui qui consacre une découverte dans l'art de conserver ou de rétablir la santé. Une invention doublera la valeur du sol. Une autre ouvrira un horizon des plus brillants à des industries nouvelles : celle-ci flattera le sentiment du beau ; celle-là consacrera quelque agrément séduisant pour l'homme qui jouit déjà du bien-être ; mais, avant tout, il faut vivre, but vers lequel tendent tous les efforts de l'esprit humain. C'est pourquoi l'hygiène et l'art de guérir occupent le rang le plus important de toutes nos connaissances.

Qu'est-ce que l'homme, en effet, doté de tous les trésors de la terre, alors qu'il est privé de la santé ? La vie de l'intelligence, comme la vie physique lui sont à charge. Voyez l'artiste courbé sous le poids de ses douleurs, abandonné par l'élan de son génie, user toutes ses forces à lutter contre les sensations qui obscurcissent ses idées et troublent ses facultés créatrices. Ni la passion pour la gloire, ni l'appétit du gain ne peuvent lui rendre sa force et sa vigueur. Voyez le millionnaire, au milieu de ses richesses et de son abondance, soupirant sous la pression de sa douleur ; qui regarde avec dégoût tous les objets qui le charmaient autrefois ; et le grand négociant à qui l'activité et le mouvement sont préférables aux trésors qu'il a amassés, combien il se désespère, alors que frappé d'une paralysie qui le condamne à l'inaction, il est rivé sur sa chaise et compte avec impatience les heures d'ennuis qui le menacent de la mort.

Tant de maux, qui sont le plus souvent la conséquence d'une coupable négligence, et dont la nature nous punit avec plus de sévérité que la justice humaine ne punit un crime, n'ont plus raison d'être. L'électricité, la plus étonnante, la plus admirable de toutes les découvertes, nous promet une ère nouvelle. Grâces en soient rendues à Galvani qui a fondé l'Électro-Physiologie, et à Volta qui a créé sa Pile électrique.

Tandis que ces deux grands hommes poursuivaient le litige scientifique sur la cause de la génération de l'électricité, Napoléon 1er, témoin des expériences de Volta, qui montrait à l'Académie des Sciences les effets singuliers de sa Pile électrique, trahit sa surprise et son admiration par les paroles prophétiques suivantes :

La Pile de Volta transformera le monde. Voilà l'image de la vie, dit-il à Corvillard, son premier médecin.

A peine un demi siècle a passé sur ce jour où l'Empereur jetait ainsi dans l'avenir le coup d'œil pénétrant de son génie, et déjà la Pile de Volta a donné au monde des forces magiques.

Le télégraphe électrique, qui semble se jouer de l'espace et du temps, franchit les montagnes, traverse les fleuves et les mers, et supprime, en quelque sorte, les distances. Invincible et discret messager de la parole et de la pensée, le Courant Galvanique parcourt avec la promptitude de l'éclair les silencieux fils métalliques jetés entre les lieux habités par les hommes. Les nations correspondent et se transmettent en un clin d'œil leurs émotions, leurs vœux, leurs volontés. Émule futur de la vapeur, le Courant Galvanique est déjà, sur nos lignes ferrées, la sauvegarde tutélaire de la vie des hommes.

Enfin, en présence de tant de découvertes et de merveilles que nous devons à la pile électrique, en physique comme en chimie et en physiologie, qui oserait, aujourd'hui, prédire ce que cet agent réserve à l'étonnement de l'avenir? Qui pourrait pénétrer la portée des paroles prophétiques prononcées à l'Institut par le génie éminemment utilitaire du héros. Quoi qu'il en soit, on peut toujours dire que le grand homme a reconnu dans la Pile de Volta, l'instrument propre à enrichir les nations et à soulager les souffrances du genre humain.

C'est vers ce but que nous dirigeons nos efforts de chaque jour, et déjà nous nous sommes aperçus que le caractère universel de l'électricité, qui anime la nature entière et la vivifie partout, la constitue en remède qui défie toute comparaison. Tour-à-tour, elle remplace l'action *dérivative et calmante* de tel remède ; l'action *calorique et excitante* de tel autre. Elle *décompose et combine* ce que nul autre agent n'a pu attaquer.

Il importe donc au médecin qui se trouve armé d'une si merveilleuse puissance, de bien connaître les maladies auxquelles il peut l'appliquer avec succès ; de bien discerner leur nature et de remonter à leur cause. Reste ensuite à déterminer *l'énergie* et la *tension* du *courant* qui doivent toujours correspondre à la *nature*, à *l'intensité*, aux *périodes* du mal et aux organes affectés. Par ce moyen, médecins et malades peuvent être assurés d'obtenir une guérison radicale de leurs souffrances. C'est ce que nous allons démontrer par des faits authentiques et irrévocables, tous pris dans notre clinique et dans celle des hommes illustres qui, comme nous, consacrent tous leurs efforts pour que l'emploi de l'électricité, encore si peu répandu, devienne plus général et en quelque sorte vulgaire, ce qui est assurément très-désirable dans l'intérêt des malades et de la science elle-même.

ÉLECTRICITÉ MÉDICALE,

SES EFFETS SALUTAIRES SUR L'ÉCONOMIE ANIMALE.

L'application de l'Électricité en médecine est une heureuse conquête pour les médecins et un bienfait inappréciable pour les malades. Les plus hautes autorités médicales et physiques : Pouillet, Becquerel, Duchêne, Orfila et Dupuytren en ont signalé la haute importance. Et nous-même, nous sommes en mesure de prouver ses bons effets par les nombreuses cures que nous obtenons chaque jour, à l'aide de cet agent héroïque, dans les maladies du sang et des nerfs ; telles que :

SURDITÉ, Bourdonnements d'Oreilles.

RHUMATISMES aigus et chroniques.

NÉVRALGIES, douleurs de la face.

PARALYSIES des bras, des jambes.

NÉVROSES, maux d'estomac.

GOUTTE.

SCIATIQUE périodique rebelle.

MIGRAINE.

AMAUROSE, vue faible.

CONTRACTION des muscles.

LOMBAGO, douleurs de reins.

PALPITATION du cœur.

ASTHME.

TREMBLEMENT des membres.

CATALEPSIE, aliénation mentale.

CHLOROSE, pâles couleurs.

RÉTENTION d'urine.

EXTRACTION du mercure du corps humain.

Que toutes ces maladies soient dues à une congestion sanguine ou à l'anesthésie, l'Électricité répare les excès de l'une et les faiblesses de l'autre ; elle ranime , en un mot, dans l'organisme , l'équilibre nécessaire pour constituer l'état physiologique , la santé.

En présence de succès aussi éclatants, il n'y a plus à douter sur les utiles applications de l'Électricité à la médecine , et les dires contraires mal sains de certains hommes de la science , toujours enclins à nier où à méconnaître le progrès , plutôt qu'à le vérifier et à se convaincre , nous fâcheraient bien certainement, si nous n'avions pour nous les princes de la science sus-nommés.

Ces Messieurs , en effet , démontrent de la manière la plus concluante tous les avantages qu'on peut retirer de l'Électricité convenablement appliquée à la médecine. Nous disons convenablement , car, il ne faut pas croire qu'il ne s'agit , dans le traitement d'une maladie par l'Électricité , que d'accumuler cet agent au moyen d'une machine électrique , ou de développer un courant avec une pile galvanique , et de soumettre à leur action le patient qui veut bien se confier à vos soins. S'il en était ainsi , rien ne serait , en effet, plus facile; mais les choses se passent tout autrement, car , dans la même séance électro-galvanique , si on veut obtenir des résultats, il faut savoir graduer l'intensité des courants , changer leur direction , régler la durée des intervalles, varier le mode d'administration, selon les excitateurs qu'on emploie et selon les effets obtenus et qu'on veut obtenir.

D'après cela , on comprend facilement qu'il est indispensable à celui qui veut diriger le traitement électrique d'une maladie, de connaître d'une manière approfondie l'action physiologique des différentes méthodes d'électrisation pour arriver à de bons résultats. (Il y a trois méthodes d'électrisation : les bains électriques , les étincelles électriques et les commotions.)

Or, ces trois méthodes-là, on ne les acquiert pas dans un jour, ni dans un an ; il faut donc : d'abord, connaître l'anatomie et la physiologie comparée, et ensuite, avoir une longue pratique, (vingt-cinq ans de travail et d'expériences réitérées nous ont procuré cet avantage).

Avec de tels moyens, le praticien intelligent pourra faire disparaître cette série affligeante de maux qui désolent l'humanité, et même arracher du sein de la mort le secret de lui dérober beaucoup de victimes, car le fluide électrique est très-pénétrant.

En effet, que voit-on, partout où intervient l'Électricité, le sang se régénère, l'irritabilité et la sensibilité sont excitées en contredisant celle qui excite et en discutant la matière morbifique ; enfin, les organes prennent du ton, et par là, on comprend le retour à la santé qui s'annonce par les *couleurs*, l'*appétit*, le *sommeil*, le *raffermissement des chairs*, et en un mot, l'activité de toute la nutrition d'où il résulte que la même force qui nous guérit nous sert aussi de préservatif contre les maladies.

L'Électricité n'est donc pas un charlatanisme ni un simple jouet, revêtu d'un nom scientifique pour en imposer au public ; mais, au contraire, une arme très-puissante pour combattre une foule d'états maladifs qui affligent l'espèce humaine. Du moins, telle est notre opinion et celle des hommes illustres qui portent la banière de l'école.

En présence de témoignages aussi décisifs et de guérisons nombreuses, que nous allons rapporter plus bas, nous avons lieu d'espérer que les personnes les plus difficiles à convaincre, renonceront à une incrédulité dont la plus fâcheuse conséquence est le prolongement et souvent l'incurabilité de leurs maux ou une mort prématurée.

MALADIES

Guéries authentiquement par l'Électricité.

OBSERVATION I. — *Convulsions Épileptiformes à type intermittent, avec affaiblissement musculaire et tremblement nerveux dans les bras et les jambes pendant l'intervalle des accès.*

Un homme âgé de 36 ans, habituellement bien portant, est pris brusquement, à la suite d'une frayeur très-vive, de convulsions violentes qui, après avoir duré un quart d'heure, se terminent par une perte de connaissance. Depuis cette époque, il est sujet à ces accès qui reviennent tous les jours à peu près à la même heure. Après plusieurs mois de cet état, pendant lesquels aucune médication n'est employée, cet individu, auparavant vigoureux et intelligent, s'aperçoit que ses forces diminuent, qu'il est sujet à un tremblement fort incommode et que sa mémoire et son intelligence se perdent de jour en jour; il fuit la société et recherche la solitude. Son caractère ordinairement vif et enjoué est devenu triste et taciturne. La vie est devenue pour lui un fardeau; il est continuellement tourmenté par l'idée de se détruire. C'est dans ces conditions qu'il a recours aux soins d'un médecin qui, après avoir employé les antipériodiques, les antispasmodiques, les dérivatifs sur le canal intestinal, les révulsifs cutanés, les bains de toute espèce, et cela sans résultat aucun, il se décida à essayer de l'électricité.

Après la première séance qui dura vingt minutes, il y eut des fourmillements dans les membres et un surcroît d'activité imprimé au système musculaire et nerveux. La crise se reproduisit comme d'habitude : mais elle laissa

après elle une sensation moins prononcée de fatigue et
d'hébétement. Nous avons continué les électrisations pendant huit jours. Voici, au bout de ce temps, les résultats
obtenus : disparition des accès convulsifs, mais remplacés
par la fatigue et la tristesse ; les forces reviennent ensuite.
Nous suspendons le traitement ; mais, au bout de trois
jours d'interruption, les crises reviennent avec tous les
autres symptômes. Reprise de l'électrisation pendant quinze
jours consécutifs ; pendant cette dernière période de traitement, tous les accidents ont disparu et le malade est revenu
à son état de santé habituel ; et depuis, une année s'est
écoulée sans que rien ait reparu.

OBSERVATION II. — *Rhumatisme chronique des articula-*
tions des mains et des pieds, accompagnés de gonfle-
ments considérables, guéri par l'Électricité.

Au mois de novembre 1861, je fus consulté par M. J. N.
âgé de 44 ans, demeurant à Marseille. Cet homme, réduit
à non plus, me dit qu'il y avait sept années qu'il portait
cette infirmité ; qu'elle avait débuté à la suite d'un refroi-
dissement par des douleurs très-vives insupportables, et un
grand engorgement aux mains et aux genoux. Les articula-
tions des pieds étaient dans le même état ; aussi sa marche
était-elle devenue très-fatigante et fort difficile. Il nous
dit avoir essayé tous les traitements possibles, tels que purgatifs drastiques, frictions sèches et avec des liniments,
les fumigations aromatiques, les bains de vapeur, etc.,
enfin tout avait échoué.

Je l'électrisai pendant un quart d'heure. A la première
électrisation il n'éprouva pas de mieux ; à la seconde, il
ressentit des fourmillements et quelques picotements dans
les parties soumises au courant électrique. C'était pour moi

un indice de guérison sûre. Ce traitement dura deux mois et dix jours, à quatre séance par semaine, jusqu'à ce que j'aperçus une amélioration assez notable. Je réduisis après le nombre de séances à trois par semaine, jusqu'à complète guérison qui s'effectua après 32 séances en tout. Aucune médication ne fut employée concurremment avec l'électricité.

Plus tard, nous avons eu à traiter une foule d'autres douleurs rhumatismales, moins anciennes et moins rebelles, il est vrai ; mais toutes ont été guéries radicalement.

OBSERVATION III. — *Otite, Mal d'Oreilles, Surdité, guéries par l'Électricité.*

PREMIER CAS. — M. P....., chef de gare d'une de nos grandes lignes de chemin de fer, après avoir été soumis, pendant plusieurs nuits du mois de décembre dernier, à l'action d'un froid très-vif, éprouva des douleurs tellement vives dans l'oreille gauche, qu'il dut garder le lit. Il crut d'abord à un rhumatisme et se contenta de tenir chaudement le côté malade en l'enveloppant de ouate ; mais, ce moyen n'amena aucun soulagement, et les douleurs, prenant une intensité toujours croissante et devenant de plus en plus profondes, il appela un médecin qui prescrivit des sangsues autour de l'oreille, des cataplasmes de farine de lin, des purgatifs, et au bout de quinze jours un mieux se fit sentir et M. P..... put reprendre son service. Mais il ne tarda pas à s'apercevoir d'une paresse de l'ouïe telle que quand on lui parlait du côté gauche, il n'entendait presque pas. Cette infirmité alla ainsi en croissant pendant plusieurs semaines, et la surdité totale devint complète. Cette position inquiéta fortement M. P..... Aussitôt, il s'adressa à des médecins spécialistes qui, après avoir fait tout ce qui convient dans un pareil cas : cathétérisme de la trompe d'Eustache, injections stimulantes, révulsifs autour de

l'oreille , dérivatifs sur le canal intestinal , déclarèrent
qu'il n'y avait plus rien à faire. Un tel arrêt fut loin de
satisfaire M. P.... ; aussi , vint-il nous trouver pour nous
demander si nous voulions lui donner quelques séances d'é-
lectricité , pour voir si ce moyen lui réussirait mieux que
les autres. Nous l'avons , en effet , électrisé pendant quelques secondes au moyen d'un faible courant. Cette première
électrisation finie , il nous dit avoir senti dans l'intérieur
de l'oreille une sensation pénible ; nous lui donnons une
seconde séance , un mieux se fait sentir : enfin , du dix
novembre au dix décembre , il a subi dix-huit électrisations
après lesquelles il a été entièrement guéri.

DEUXIÈME CAS DE SURDITÉ. — Le nommé Jean-Etienne
Gérard , ex-instituteur, de Tourettes, près Fayence, fut mis
en disponibilité par arrêté de M. le Préfet du départe-
ment du Var, pour cause de surdité qui lui était survenue
pour avoir habité une maison d'école durant l'exercice de
ses fonctions. Cette surdité n'a pu être combattue par les
moyens thérapeutiques ordinaires. Le bruit de nos cures
par l'électricité étant parvenu à la connaissance de M.
Gérard , il vint nous demander si nous pourrions lui rendre
son ouïe , en se soumettant à l'influence électrique. Nous
lui répondîmes qu'il n'y avait qu'à essayer ; ce que nous
fîmes réellement et avec un grand succès ; car six séances
le guérirent complétement.

TROISIÈME CAS DE SURDITÉ. — Le nommé Riper François ,
chef d'atelier de forges à Marseille , restant rue Beau-
Séjour , n° 25 , est atteint d'un bourdonnement d'oreilles
très-fatiguant, accompagné de la surdité presque totale ,
état qui le fit renvoyer de l'atelier , ce qui ne l'amusa
pas , car ses mains étaient toute sa fortune. Cette incommo-
dité , qui durait depuis trois ou quatre ans , fut combattue
par tous les moyens que la médecine prescrit en pareil
cas , mais sans aucun succès. Il vint , lui aussi , nous

demander le fluide. Nous nous empressâmes de le lui administrer. Le résultat en fut très-prompt et fort décisif. A la première séance le bruit cessa, et à la seconde, il recouvra l'ouïe. Nonobstant ce succès inespéré (du moins si promptement), nous lui fîmes continuer les séances pendant huit jours, de crainte du retour de la maladie. Au bout de ce temps il se retira entièrement satisfait, pour aller reprendre ses occupations habituelles.

Voilà des faits, et des faits irrécusables, constatés en présence de M. le Commissaire de police du cinquième arrondissement de Marseille, par les individus même qui ont été guéris.

OBSERVATION IV. — *Traitement des Paralysies par l'Électricité.*

Les paralysies sont la perte du mouvement et du sentiment. Néanmoins il y a des paralysies où les muscles conservent la propriété d'être influencés par le courant Galvanique, comme à l'état normal, tandis que dans d'autres leur contractilité et leur sensibilité sont isolément ou simultanément anéanties ou plus ou moins diminuées. Nous allons dire quelques mots de chacune de ces différentes paralysies.

1º — *Paralysie avec altération du cerveau et de la moëlle épinière.*

Ici trois cas peuvent se présenter :

1º L'altération du cerveau et de la moëlle épinière est telle qu'il n'existe plus aucune communication entre eux et les nerfs qui s'y rendent.

2º La communication peut exister encore en partie.

3º La communication existe comme dans l'état normal.

Dans le premier cas, la maladie est incurable.

Dans le second cas, on peut espérer le rétablissement plus ou moins complet du sentiment et du mouvement, attendu qu'il reste assez de fibres nerveuses saines pour transmettre les courants électriques à tout le système nerveux. Voici comment nous expliquons ici l'action des courants : en stimulant non-seulement la peau, mais encore les muscles dans leurs parties les plus profondes, l'électricité y ravive le sang, la chaleur et le fluide nerveux, etc., et déjà cette médication l'emporte de beaucoup sur les effets physiologiques si superficiels des frictions, du massage, etc.

Les courants électriques permettent encore de stimuler isolément chaque nerf, chaque muscle, sans surexciter tout le système nerveux, avantage que n'ont pas les médicaments employés par la médecine ordinaire, comme les tétaniques qui déterminent une secousse générale de l'économie, et entraînent avec eux une dépense considérable de force nerveuse. L'électricité, loin d'expulser les forces de l'organisme, vient au contraire s'ajouter à elles et les seconder.

Dans le troisième cas, c'est-à-dire, lorsqu'il n'existe aucune solution de continuité entre les centres nerveux et les nerfs qui s'y rendent, il semble que rien n'est plus facile pour obtenir le retour à la sensibilité et à la contractilité ; il n'en est pas toujours ainsi, surtout lorsqu'un repos forcé des muscles a empêché leur nutrition, lorsqu'ils ont diminué de force et de volume, enfin, lorsque le liquide onctueux, destiné à favoriser leur mouvement, est en partie absorbé. L'influence de la volonté ne suffit pas seule pour vaincre la faiblesse et la raideur qui existent. Et c'est ici que les courants électriques sont précieux pour donner du ton aux muscles et les placer dans les conditions de rentrer complétement sous la puissance du cerveau et de la moëlle épinière. L'on obtient dans les cas de ce genre des guérisons en dix, quinze, vingt séances, même sur des paralysies datant de plusieurs années, car les paralysies qui datent de dix et vingt ans sont même quelquefois curables.

2° — *Les Paralysies Saturnines.* — Les médecins savent quelles sont graves ; attendu qu'à la longue, les muscles se détruisent et que leur tissu peut subir la transformation graisseuse. La volonté est alors impuissante à recouvrer ses droits. Cette espèce de paralysie présente ce phénomène particulier de commencer par quelque muscle de l'avant-bras, de n'en attaquer qu'une partie, et laissant ainsi les autres dans un état normal. L'électrisation triomphe de cette affection. Nous avons vu des paralysies de ce genre qui ont été guéries dans dix et vingt séances. M. Duchêne en a employé néanmoins jusqu'à soixante-dix dans un cas qui durait depuis deux ans. L'électricité offre d'ailleurs cet avantage de ne s'adresser qu'aux muscles malades et de ne pas surexciter toute l'économie ; mais pour cela, il faut savoir l'administrer pour borner son action.

3° — *Paralysies rhumatismales et névralgiques.*

Les rhumatismes ont en général pour toute cause la répercussion de la transpiration (les sueurs rentrées) ; pour le prouver, citons un passage du *Dictionnaire de la Conservation de l'Homme.*

« Pendant la construction du pont des Arts à Paris, on ne savait comment désaltérer les ouvriers, dans les chaleurs de la canicule. Le savant médecin Vauquelin avait imaginé un compssé d'eau, de vinaigre, de mélasse, de jus de réglisse et d'eau-de-vie ; mais la transpiration provoquée par cette boisson augmentait considérablement le nombre des malades qu'il fallait transporter à l'hôpital. On s'aperçut

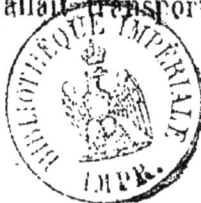

bientôt que tous les acides végétaux poussent à la transpiration ; on remplaça le vinaigre par deux millièmes d'acide
sulfurique qui suffirent pour arrêter les sueurs. Beaucoup
de personnes se trouvant fort bien de cette boisson , car
elle avait un goût de limonade fort agréable , la préférèrent
à l'*aqua limone* des Italiens , et sont fort heureuses d'avoir
maintenu la transpiration dans de justes bornes. Elles se
sont trouvées délivrées des rhumatismes qui proviennent
des refroidissements et d'une espèce de cristallisation saline
de la sueur desséchée sur certaines parties du corps , telles
que les épaules et les reins. Ces cristaux d'acide urique ,
qui restent engagés dans les pores du tissu cellulaire , sont
la véritable cause des douleurs produites par les tiraille-
ments des muscles en action , qui durent jusqu'à l'entière
dissolution ou expulsion des corps étrangers. »

Les causes des Névralgies sont plus difficiles à apprécier ;
cependant nous savons que les variations atmosphériques
ont une grande influence dans les douleurs névralgiques ,
ainsi que dans les affections de l'âme et les tempéraments
nerveux. Aussi , les femmes y sont-elles plus exposées que
les hommes.

Les miasmes marécageux produisent aussi les névralgies
qui revêtent alors le type intermittent , comme les fièvres
dues à la même cause. Les rhumatismes et la goutte , par
une sorte de métastase, ou de toute autre manière, donnent
lieu à des douleurs qui , lorsqu'elles occupent les dernières
ramifications nerveuses , simulent parfaitement celles du
rhumatisme musculaire ou fibreux chronique. Au reste ,
les douleurs névralgiques sont confondues très-souvent avec
les rhumatismes.

Toutes ces paralysies rhumatismales et névralgiques , qui
ne sont que partielles , et rarement complètes , et qui sont
surtout dues à l'inaction à laquelle un membre a été con-
damné par la douleur , sont curables par l'électricité. En

effet, nous avons vu des rhumatismes du deltoïde amener peu à peu l'impossibilité des mouvements du bras, de l'avant-bras et de la main : puis une espèce de paralysie du membre affecté. Il en était de même de certaines affections de l'épaule. Les frictions électriques, la fustigation à l'aide d'un pinceau métallique en rapport avec la pile ; enfin, l'électrisation des membres affaiblis, triomphent parfaitement de ces affections dans vingt à vingt-cinq séances, en général.

On le voit, il n'est pas de médication qui puisse entrer en parallèle avec l'électricité, dans le traitement des paralysies quelle qu'en soit la cause. Le tout est de bien établir le diagnostic, et le succès est alors assuré. Tous les grands hommes des Facultés de l'Europe : Jalabert, De Haen, Fabré-Palabrat et Magendi l'ont dit ; et nous, qui pratiquons sur une grande échelle, nous le certifions.

Du Traitement des Névralgies par l'Électricité.

L'influence thérapeutique de l'électricité, dans les névralgies, a été sérieusement étudiée par Magendi et Andrieux. Ils ont démontré qu'un courant continu, établi au niveau d'un nerf, abolissait dans ce nerf, et par conséquent dans les parties musculaires et autres auxquelles il se distribue, la sensibilité et la myotilité. Et nous, nous avons remarqué, dans notre pratique, que quand il y a sensibilité et myotilité morbides, c'est sur ces éléments qu'agissait l'électricité.

M. Becquerel, médecin distingué, a obtenu des résultats remarquables. Il n'a pas pu paralyser la sensibilité et la myotilité saines ; mais il a obtenu des effets tout différents dans l'état de maladies.

Nous n'exposerons, pour le moment, dit-il, que les résultats obtenus sur la sensibilité morbide (malade) dans les névralgies.

« Nous avons traité de la sorte plusieurs cas de névralgies intercostales, de névralgies faciales et de sciatiques. Au premier instant, la douleur est un peu vive et s'accompagne d'un engourdissement et d'un tremblement fibrillaire des muscles. Cet engourdiasement augmente peu à peu, finit par devenir complet et profond, il persiste jusqu'à la fin de l'application. Quelquefois cette sensation d'engourdissement est interrompue par le retour de quelques unes des sensations douloureuses qui se font sentir au moment de l'application du fluide électrique ; mais ce retour n'a pas d'importance, et sitôt qu'on cesse l'application des courants, ce qui a ordinairement lieu après dix à quinze minutes, la douleur a disparu complétement pour ne plus reparaître. »

Voilà donc les résultats qu'il a obtenu en appliquant l'électricité chez treize ou quatorze malades atteints de névralgies bien nettes, bien caractérisées, et la plupart intenses. Tous ces faits ont été recueillis à l'hôpital de la Pitié à Paris.

Pour nous, voici également les résultats remarquables que nous avons obtenu depuis que nous appliquons l'électricité dans les diverses névralgies.

1º. *Névralgie Sciatique , 10 cas : 7 hommes et 3 femmes.*

Trois de ces hommes ont été guéris en deux séances. Le traitement des autres en réclama six, huit et dix pour que la guérison s'effectuât. Les femmes furent guéries aussi dans cinq électrisations.

2º. *Névralgie Intercostale , 10 cas.*

Tous guéris. Les séances n'ont jamais dépassé de sept à huit. La durée des séances de dix à douze minutes.

3°. *Névralgie Iléo-Lombaire.*

Trente-deux hommes atteints d'une névralgie iléo-lombaire (aux reins), se présentent à nous ; nous les électrisons , et en huit séances ils sont radicalement guéris , bien que leur affection fût très-intense et les fît cruellement souffrir.

Ces considérations , dont la plupart ont été constatées vraies en présence de plusieurs autorités supérieures et secondaires de la ville de Marseille , doivent faire disparaître toute espèce de doute sur leur authenticité.

Quelques personnes intéressées à nier toutes ces merveilles de l'électricité , pourraient dire que l'électricité ne produit de si heureux effets que momentanément , comme cela arrive par d'autres moyens , le sulfate de quinine , par exemple , dont une seule dose ne suffit pas , et qui demande à être administré plusieurs fois dans la journée.

Nous saisissons cette occasion pour rapporter l'observation d'une névralgie faciale que nous avons traitée l'hiver dernier , toujours par l'électricité , avec le plus grand succès.

Madame la Marquise de B***, âgée de 33 ans , vint nous consulter, au commencement de février dernier , pour une douleur excessivement vive qui occupait la partie moyenne du côté droit de la face , et qui revenait par accès jusqu'à trois et quatre fois dans la journée. Ces accès offraient les caractères suivants : la malade ressentait d'abord une légère démangeaison dans la joue et l'aile du nez : puis cette démangeaison allait graduellement en augmentant d'intensité jusqu'à ce qu'elle fût devenue une douleur vive , déchirante , avec sentiment d'élancement et de torsion. C'était , en un mot , une sensation aiguë et poignante qui arrachait à Mme de B*** des cris affreux. Au bout ne quelques minutes l'accès cessait brusquement et le calme arrivait. Mais la malade n'en goûtait guère la douceur, redoutant une nouvelle crise qu'elle savait ne pouvoir éviter.

Depuis quatre ans que cette affection existait, on doit penser combien de traitements avaient été mis en usage. En effet, après avoir épuisé toutes les indications rationnelles de la science, telles que le sulfate de quinine seul et associé aux ferrugineux, les préparations arsénicales d'après la méthode de SELLE, les mercuriaux, la jusquiame, le datura, l'opium, la belladona, l'aconit, les vésicatoires, etc., etc.., Mme de B*** avait eu recours à l'homœopathie, au système Raspail. Elle avait consulté les somnambules les plus lucides, et enfin, pour dernière ressource, elle allait se soumettre à l'excision d'une portion du nerf de la cinquième paire, d'après les avis d'un célèbre *médecin-chirurgien* qu'elle venait de consulter.

Avant de subir cette opération, elle vint se confier à nos soins et voulut absolument essayer de l'électricité dont elle avait appris les prodiges.

La première séance eut lieu le 9 février 1862 et dura seulement six à dix minutes. Madame de B*** ayant senti une crise commencer au bout de ce court espace de temps, ne voulut plus être électrisée; et pendant les dix jours qui suivirent cette première séance, il n'y eut pas d'amélioration bien sensible; pourtant, les accès qui revenaient aussi fréquents qu'avant la première séance, duraient un peu moins de temps. Vu cette légère modification, elle se décida, sur nos instances réitérées, à reprendre l'électricité. A partir de ce jour, il se manifesta un changement notable dans l'état de notre malade : les accès diminuaient chaque jour, et en nombre et en durée; si bien que le vingt-cinquième jour du traitement, Madame de B*** ne ressentait plus que quelques légers élancements dans les parties qui, si peu de temps au-aparavant, étaient le siége des plus atroces douleurs.

« Pour consolider cette guérison, l'électricité fut encore continuée pendant un mois; d'abord tous les jours, puis tous les deux ou trois jours, et au bout de ce temps, il ne restait plus que le souvenir de cette affection si rebelle et si cruelle.

Voilà donc encore un fait de plus qui prouve l'incomparable efficacité de l'électricité dans des cas réfractaires aux médications : et ce fait, joint à tout ce que nous avons dit et rapporté sur les merveilles de l'électricité appliquée à la médecine, devrait entraîner la conviction des plus incrédules. De crainte qu'il n'en soit pas ainsi, notre philanthropie nous oblige à rapporter encore quelques cas saillants de guérison, pris parmi tous ceux que nous obtenons, au grand étonnement des malades eux-mêmes.

Observation VI. — *Maux d'Estomac* (*Névroses.*)

De tous les agents modificateurs du système nerveux, il n'en est aucun qui jouisse d'une action plus puissante que l'électrisation. Lors donc qu'une névrose (mal d'estomac) résiste à la médication ordinaire, le malade ne doit pas hésiter à recourir à cette médication toujours inoffensive quand on sait l'administrer. Les faits suivants le prouvent de la manière la plus évidente.

Une dame de 36 ans, d'une constitution assez forte, nerveuse, était affectée depuis quatre ans d'une maladie d'estomac (pneumatose stomacale) qui venait subitement par le fait seul de l'ingestion d'un liquide quelconque. On employa des emplâtres stibiés et des vésicatoires volants à l'épigastre, le sous-nitrate de bismuth, la magnésie calcinée, des vomitifs, les eaux de Vichy, enfin, rien ne réussit.

Elle vint nous trouver pour que nous l'électrisions, ce

que nous fîmes avec grande précaution à cause de son irritabilité nerveuse ; à la première séance, la malade ne modifia en rien son état ; après la seconde séance, la malade put prendre quelques aliments ; mais la tension de l'estomac revint immédiatement après ; toutefois elle fut bien moins forte et dura deux heures seulement au lieu de douze. Les autres séances lui furent données pendant huit jours, et dès ce moment, la malade put manger impunément sans éprouver aucune des douleurs qui l'avaient fatiguée pendant quatre ans ; mais seulement pendant 15 jours. Après ce temps, la dame rsssentit la tension de l'épigastre. Nous continuâmes l'électrisation pendant un mois. Après ce laps de temps la guérison fut complète.

Le sujet de la seconde observation est un Abbé d'un tempérament nerveux et très-impresionnable. Depuis huit ans il était fatigué par des vomissements très-fréquents contre lesquels toute médication avait échoué. Les matières rendues étaient tantôt des aliments, tantôt des mucosités. Il est important de faire remarquer que sa mère était atteinte d'une affection identique. Ces vomissements, qui avaient lieu sans efforts et sans grande souffrance, étaient surtout augmentés par des influences morales. Aussi, cet Abbé ne pouvait jamais monter en chaire sans vomir, quelques instants avant, les substances contenues dans son estomac. Nous lui conseillâmes l'électrisation sans trop lui promettre la guérison. Il se décida à la faire faire pendant un mois. Dès la cinquième séance le vomissement cessa et n'a plus reparu depuis.

Ces faits de guérison ne sont pas les seuls. Nous en avons obtenu bien d'autres dont nous tenons compte pour les rapporter plus tard. Toutefois, ne voulant rien laisser à désirer pour convaincre le public sur la puissante efficacité de la médication électro-galvanique, nous allons consigner ici quelques autres cas très-importants.

OBSERVATION VII. — *Affaiblissement de la Vue. Guérison rapide par l'Electricité.*

M. H**, âgé de 26 ans, sous-officier du Génie, après avoir passé, au commencement de l'année 1855, quatre mois dans les tranchées devant Sébastopol, où il eut à souffrir du froid et de l'humidité, fut pris d'une attaque de choléra qui nécessita son admission à l'hospice où il resta deux mois et en sortit dans l'état suivant : toutes les fonctions de la digestion, de la respiration et de la circulation du sang s'accomplissent normalement ; mais il y a dans l'inervation un affaiblissement général, affaiblissement qui porte surtout sur les yeux. Ainsi, la vue est trouble, les objets vus à la distance de deux à trois mètres seulement paraissent entourés d'un nuage ; l'ouïe est assez obtuse pour exiger que le malade s'approche tout près de celui qui lui parle et se serve de sa main en guise de cornet acoustique ; enfin, le goût et l'odorat sont aussi fort émoussés.

Aussitôt son retour en France, il s'occupa du soin de sa santé, et suivit pendant plus de deux mois un traitement qui lui fut conseillé par un médecin, et qui consistait en un régime très-fortifiant et légèrement stimulant, en bains de Barèges, massage, frictions et exercices gymnastiques. A l'intérieur, des préparations de quinquina et d'arnica. Ce traitement fort rationnel n'ayant amené aucune amélioration, il vint se confier à nos soins pour essayer de l'électricité. Nous commençâmes le 20 août 1856. Le mode des applications fut très-varié ; aussi, tantôt nous employions les frictions électriques, tantôt les commotions et tantôt les flagellations avec le balai électrique. Nous avons aussi dirigé le fluide sur les yeux, les oreilles, sur les muqueuses buccales et nasales. Enfin, nous avons aussi employé les bains électriques. Pendant les premières séances, M. H** ne ressentit pas d'effet notable des électrisations. Ce n'est

guère qu'au bout d'un mois de traitement que le mieux se
fit sentir. Et à partir de cette époque, l'amélioration fit des
progrès si rapides qu'à la fin de septembre tous les organes
avaient repris leur sensibilité première et remplissaient normalement leurs fonctions. Le traitement cessa alors ; il
avait duré six semaines et il avait eu trente-quatre électrisations.   Dr DESPARQUETS.

N. B. — Trois cas d'affaiblissement de la vue, Goutte
sereine, Amaurose, guéris par l'électricité.

OBSERVATION VIII. — *Scrofules, Glandes au cou, guéries.*

Au commencement de mai 1857, un jeune garçon de 12
ans nous fut amené par sa mère pour que nous lui prescri-
vions une pommade pour faire fondre les glandes qu'il
portait au cou, de chaque côté. Au lieu de prescrire cette
pommade, comme on nous le demandait, nous songeâmes
à employer l'électricité ; vu surtout que l'on avait déjà,
pendant long-temps, fait des frictions avec plusieurs espèces
de préparaiions fondantes, et qui, non-seulement n'avaient
pas fait diminuer la grosseur des glandes, mais ne l'empê-
chaient même pas d'augmenter.

Nous commençâmes le traitement électrique le 7 mai. La
première séance dura environ un quart d'heure ; elle déter-
mina une sensation de chaleur et de grande tension dans
les glandes.

Le 9 nous donnâmes deux séances en tous points sem-
blables à la première. La sensibilité augmenta un peu dans
les glandes dont le volume semblait avoir fait des progrès.

Le 12, trois séances, le gonflement a encore augmenté
ainsi que la sensibilité. Le petit malade se plaint de picotements et d'élancements intérieurs. Vingt minutes d'électrisation avec augmentation d'intensité des courants.

Le 17 , un peu moins de sensibilité; cinq séances ; elles sont supportées bien plus patiemment par notre malade, ce qui nous prouve que les parties sont beaucoup moins douloureuses.

Les 20 , 22 , 24 , 27 , séances de 15 minutes. Pas de changement dans l'état du malade.

Le 29 , la peau qui recouvre les glandes engorgées est rouge et chaude ; on commence à s'apercevoir d'une légère diminution.

Du 31 mai au 10 juin , six séances. Ici l'amélioration est très-rapide : d'une séance à l'autre on constate une diminution notable ; si bien qu'après la séance du 10 juin nous annonçâmes la guérison du malade , et nous recommandâmes à la mère de le ramener s'il reparaissait quelque chose. Nous ne l'avons revu que six mois après ; rien n'avait reparu.

Dr DESPARQUETS.

OBSERVATION IX. — *Incontinence nocturne d'urine ,*
datant de dix ans.

Un ouvrier graveur vint nous consulter pour une incontinence d'urine se renouvelant presque toutes les nuits pendant son sommeil. Cet homme , jeune encore, 17 ans, est atteint de cette infirmité depuis son enfance. Il veut , dit-il, s'en débarrasser à tout prix, se soumettant d'avance à tout ce qu'on voudra tenter pour arriver à ce résultat. Toutes les médications usitées en pareille circonstance ont été employées ; on a même eu recours aux moyens mécaniques en comprimant le canal de l'urètre avec un anneau en caoutchouc ; mais ce moyen n'a pu être continué par suite de la gêne et des souffrances qu'il déterminait.

Cet état de choses fit adopter l'électricité , qui seule peut offrir une chance de succès. Nous l'employons pendant quinze jours au bout desquels le malade demande à suspendre ce traitement , n'ayant pas rendu d'urine dans les quatre dernières nuits. Nous n'osions nous flatter qu'il n'y eût pas récidive ; mais cet état bienfaisant s'étant maintenu pendant quatre mois , nous avons déclaré l'individu guéri.

OBSERVATION X. — *Névralgie Sciatique.*

M.... Augustin , âgé de 45 ans , vient nous consulter, le 8 février dernier, pour des douleurs névralgiques qu'il a depuis six mois dans tout le trajet du nerf sciatique gauche. A partir de cette époque j'ai , dit-il , beaucoup de gêne pour marcher , m'asseoir, me baisser, et j'éprouve beaucoup de douleurs qui augmentent d'acuité.

Nous l'avons traité par l'électricité. La première séance dura dix minutes ; nous employâmes un courant continu et de second ordre, le graduateur au minimum. Malgré cela, le malade éprouve de fortes douleurs. Après la séance, il s'assied avec bien moins de difficulté , fait mouvoir sa jambe dans tous les sens, se baisse , s'agenouille même sans douleurs violentes.

Le 9 mai ce mieux persiste ; les douleurs sont bien moins vives dans l'exécution des mouvements que le malade avait tant de difficulté à faire. Trois séances sont encore continuées , et le malade n'a plus de son état qu'un peu de gêne qui a disparu trois ou quatre jours après , et sa guérison a été complète.

D'autres névralgies sciatiques , brachiales , ainsi que des paralysies incomplètes des bras , des jambes , etc. ; se sont présentées ; nous les avons toutes traitées avec un grand succès par l'électricité.

OBSERVATION XI. — *Tremblement des Membres.*

Mme-B**, âgée de 60 ans , est prise depuis 11 mois d'un

tremblement ayant son siége, dans les bras et plus caractérisé aux mains. Cette affection est survenue tout d'un coup sans cause appréciable. Le bras gauche a d'abord été atteint, et le droit ensuite. Rien dans la vie de la malade ne peut faire soupçonner de quelle affection ce tremblement est la suite. Questionnée sur sa façon de penser, elle nous a dit qu'elle attribuait la cause de sa maladie à la grande quantité d'eau que sa profession de savonneuse l'obligeait de toucher.

Le tremblement est si fort qu'elle ne peut se livrer à aucun travail, ni prendre sa nourriture, ni s'habiller.

Le 9 mars nous lui donnons une première séance : courant continu, du premier ordre, le graduateur au minimum; 15 minutes de durée; fatigue après la séance. Le lendemain, la fatigue ayant disparu, nous lui donnons une autre séance de vingt minutes. Le 11, pas d'amélioration. Le 12, nouvelle séance de 30 minutes; la malade supporta mieux l'application et sans fatigne.

Depuis, une séance de 30 minutes lui fut donnée tous les jours, sans interruption, jusqu'au 30, époque où le mieux avait fait de tels progrès que la guérison fut complète.

———

Nous avons traité encore d'autres cas de tremblement des bras et des jambes. Tous ont été guéris par l'électricité. Nous regrettons de ne pouvoir les rapporter dans cette simple notice ; néanmoins nous croyons en avoir assez dit pour faire voir combien cette nouvelle médication électrique est remarquable par la promptitude avec laquelle elle agit dans toutes les maladies où elle peut s'appliquer. Seulement, si la guérison complète se fait quelquefois attendre, il ne faut pas que les malades se découragent. L'amélioration instantanée qui en résulte prouve assez qu'en persévérant ils doivent guérir.

TOUX SÈCHE.

Monsieur. — Ma femme est entièrement guérie de sa toux sèche qui, comme nous vous l'avons dit, l'empêchait de dormir. Je vous ai dit que je considérais l'électricité comme très-efficace pour guérir une maladie nerveuse ; mais je dois vous avouer que j'ai été étonné des effets produits par les plaques galvaniques. Ma femme les a mises le soir. Elle fut un peu dérangée par le picotement qu'elle en éprouva. Toutefois elle s'endormit peu après profondément et fut assez tranquille toute la nuit, tandis qu'avant l'application des plaques, et des six séances que vous lui avez données, elle n'avait pas sommeillé depuis plus de trois mois. Son rhume a tout à fait changé de caractère : elle peut expectorer (cracher) plus librement et, chose admirable, non-seulement le rhume a tout à fait disparu, mais aujourd'hui elle se porte mieux qu'avant sa maladie.

J'ai l'honneur, etc. — Marseille, le 1er mars 1862.

RIPER.

GOUTTE.

Monsieur. — Depuis dix ans je souffrais beaucoup d'une goutte rhumatismale, je vous l'ai dit. Les quinze séances et les plaques galvaniques que vous m'avez données et que j'ai appliquées au genou droit où je souffrais de douleur et de raideur, m'en ont entièrement débarassé ; mais j'ai de petits trous comme les trous faits par les sangsues dans la partie où j'ai appliqué les plaques. Ayez l'obligeance de me dire si c'est l'effet habituel qu'elles produisent.

Comptant sur votre bonne obligeance, daignez agréer mes très-humbles respects. — Marseille, le 15 février 1862.

ROUX.

BAINS ÉLECTRIQUES.

Parmi les diverses manières d'administrer l'électricité, aucune, dans certains cas, ne vaut les Bains électriques. En Allemagne on l'a si bien compris que, dans la plupart des établissements de bains, on a associé le traitement électrique à celui des eaux. En effet, on se propose, par là, d'abord, l'administration de l'électricité qui se communique ordinairement d'une manière très-variable, selon la température, et ensuite l'introduction des médicaments contenus dans les bains, favorisée par les courants électriques. Il faut bien remarquer que par ce moyen l'électricité se transmet à chaque partie du corps plongé à la fois dans l'eau, et que l'équilibre général n'est troublé nulle part. Ensuite, s'il existe quelque organe affecté, il subira, par une action toute élective, la salutaire influence du fluide. De même qu'une chaleur douce et continue ne cause aucune sensation désagréable lorsqu'elle pénètre dans le corps entier à la fois, de même aussi l'électricité *baignant* le corps entier, ne cause aucune sensation désagréable ni pénible ; et pourtant, il y passe une quantité considérable de fluide électrique.

En général, on ne se sert de l'électricité qu'au moment même où la maladie se déclare, tandis qu'on se sert des bains électriques comme très-hygiéniques et comme préservatif contre toute espèce de maladies.

On le voit, les bains électriques ont une grande valeur. Nous conseillons donc aux personnes, malades et bien portantes, d'y avoir recours ; car les unes sont sûres d'y trouver, sinon la cure de leur maladie, du moins un grand soulagement, et les autres le meilleur de tous les préservatifs.

PLAQUES GALVANIQUES.

L'emploi des Plaques Galvaniques a pour effet physiologique un chatouillement qui n'a rien de désagréable ; elles forment un courant continu dont l'action prolongée entraîne une irritation marquée de la peau où elles sont appliquées, comme le démontrent les pustules blanches qui en sont la conséquence.

On les emploie contre les rhumatismes, les paralysies, les congestions, les névralgies, l'asthme, la migraine, les pâles couleurs, la sciatique, la goutte, etc., etc.

Si les bornes assignées à cette Notice nous l'avaient permis, nous aurions énuméré des exemples de guérison vraiment inouïs que nous avons obtenu à Marseille et ailleurs. Nous aurions mis sous les yeux des lecteurs les lettres et certificats de ces heureux malades qui, après avoir été guéris, nous écrivaient : *nous marchons, nous voyons, nous entendons, nous ne souffrons plus.* Nous nous étendrions sur l'application merveilleuse de l'électricité médicale au traitement des paralysies, des névralgises et des rhumatismes réputés incurables. Enfin, nous démontrerions que cet agent, que certains savants confondent avec la vie elle-même, sagement appliqué, est un des principaux et des plus sûrs auxiliaires de l'art de guérir.

CASTEX A. V.
Médecin Électro-Pathe.

M. CASTEX procure des Apppareils électriques et enseigne à s'en servir. Les personnes qui en désireront peuvent s'adresser à lui.

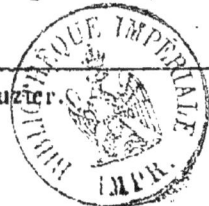

Béziers, — Typ. d'Ernest Fuzier.

www.ingramcontent.com/pod-product-compliance
Lightning Source LLC
Chambersburg PA
CBHW060500200326
41520CB00017B/4860